Blood Pressu

Monitoring your blood pressure at home doesn't have to be complicated or inconvenient, take this log book to your doctor in your next visit so he or she can easily monitor your progress.

Name:

Phone:

Address:

Doctor's Name:

Emergency Contact:

Phone:

BLOOD PRESSURE CATEGORY	SYSTOLIC mm Hg (upper number)		DIASTOLIC mm Hg (lower number)
NORMAL	LESS THAN 120	and	LESS THAN 80
ELEVATED	120-129	and	LESS THAN 80
HIGH BLOOD PRESSURE (HYPERTENSION) STAGE 1	130-139	or	80-89
HIGH BLOOD PRESSURE (HYPERTENSION) STAGE 2	140 OR HIGHER	or	90 OR HIGHER
HYPERTENSIVE CRISIS (consult your doctor immediately)	HIGHER THAN 180	and/or	HIGHER THAN 120

Why keep a blood pressure journal? Blood pressure measurement is like a snapshot. It only tells what your blood pressure is at that moment.

A record of readings taken over time provides a "time-lapse" picture of your blood pressure that can help you partner with your physician to ensure that your treatments to lower high blood pressure are working.

Measure your blood pressure twice daily. The first measurement should be in the morning before eating or taking any medications, and the second in the evening. Each time you measure, take two or three readings to make sure your results are accurate.

Don't measure your blood pressure right after you wake up. You can prepare for the day, but don't eat breakfast or take medications before measuring your blood pressure. If you exercise after waking, take your blood pressure before exercising.

Take a repeat reading. Wait for one to three minutes after the first reading, and then take another to check accuracy.

Avoid food, caffeine, tobacco and alcohol for 30 minutes before taking a measurement. When you're ready to take your blood pressure, sit for five minutes in a comfortable position with your legs and ankles uncrossed with your back supported against a chair.

DATE	TIME		SYSTOLIC BP DIASTOLIC BP	PULSE (BPM)	COMMENTS
	AM	PM			
04/02 2020	8:40 (AM)	PM	137 85	72	cardio exercise low sodium diet
04/02 2020	9:15 AM	(PM)	132 82	78	less coffee today No headaches
04/03 2020	8:35 (AM)	PM	145 85	72	comments... notes...
04/03 2020	9:15 AM	(PM)	155 86	82	Felt dizzy today low carb dinner
04/04 2020	8:30 (AM)	PM	133 82	78	Feel better today light cardio
04/04 2020	9:15 AM	(PM)	134 75	78	Feel better today No headaches
04/05 2020	8:35 (AM)	PM	129 78	78	less coffee today light cardio
04/05 2020	9:15 AM	(PM)	122 85	80	feeling great low sodium diet
04/06 2020	8:30 (AM)	PM	119 89	82	feeling great low sodium diet
04/06 2020	9:15 AM	(PM)	115 79	78	feeling great light cardio
Average Systolic Average Diastolic			132 83	Average bpm 71	I'm improving feeling excited!

DATE	TIME		SYSTOLIC BP	PULSE	COMMENTS
	AM	PM	DIASTOLIC BP	(BPM)	
	AM	PM			
	AM	PM			
	AM	PM			
	AM	PM			
	AM	PM			
	AM	PM			
	AM	PM			
	AM	PM			
	AM	PM			
	AM	PM			
Average Systolic				Average bpm	
Average Diastolic					

DATE	TIME		SYSTOLIC BP DIASTOLIC BP	PULSE (BPM)	COMMENTS
	AM	PM			
	AM	PM			
	AM	PM			
	AM	PM			
	AM	PM			
	AM	PM			
	AM	PM			
	AM	PM			
	AM	PM			
	AM	PM			
	AM	PM			
Average Systolic				Average bpm	
Average Diastolic					

DATE	TIME		SYSTOLIC BP DIASTOLIC BP	PULSE (BPM)	COMMENTS
	AM	PM			
	AM	PM			
	AM	PM			
	AM	PM			
	AM	PM			
	AM	PM			
	AM	PM			
	AM	PM			
	AM	PM			
	AM	PM			
Average Systolic				Average bpm	
Average Diastolic					

DATE	TIME		SYSTOLIC BP DIASTOLIC BP	PULSE (BPM)	COMMENTS
	AM	PM			
	AM	PM			
	AM	PM			
	AM	PM			
	AM	PM			
	AM	PM			
	AM	PM			
	AM	PM			
	AM	PM			
	AM	PM			
	AM	PM			
Average Systolic				Average bpm	
Average Diastolic					

DATE	TIME		SYSTOLIC BP	PULSE	COMMENTS
	AM	PM	DIASTOLIC BP	(BPM)	
	AM	PM			
	AM	PM			
	AM	PM			
	AM	PM			
	AM	PM			
	AM	PM			
	AM	PM			
	AM	PM			
	AM	PM			
	AM	PM			
Average Systolic				Average bpm	
Average Diastolic					

DATE	TIME		SYSTOLIC BP	PULSE	COMMENTS
	AM	PM	DIASTOLIC BP	(BPM)	
	AM	PM			
	AM	PM			
	AM	PM			
	AM	PM			
	AM	PM			
	AM	PM			
	AM	PM			
	AM	PM			
	AM	PM			
	AM	PM			
Average Systolic				Average bpm	
Average Diastolic					

DATE	TIME		SYSTOLIC BP	PULSE	COMMENTS
	AM	PM	DIASTOLIC BP	(BPM)	
	AM	PM			
	AM	PM			
	AM	PM			
	AM	PM			
	AM	PM			
	AM	PM			
	AM	PM			
	AM	PM			
	AM	PM			
	AM	PM			
Average Systolic				Average bpm	
Average Diastolic					

DATE	TIME		SYSTOLIC BP DIASTOLIC BP	PULSE (BPM)	COMMENTS
	AM	PM			
	AM	PM			
	AM	PM			
	AM	PM			
	AM	PM			
	AM	PM			
	AM	PM			
	AM	PM			
	AM	PM			
	AM	PM			
	AM	PM			
	AM	PM			
	AM	PM			
	AM	PM			
	AM	PM			
	AM	PM			
	AM	PM			
	AM	PM			
Average Systolic				Average bpm	
Average Diastolic					

DATE	TIME		SYSTOLIC BP DIASTOLIC BP	PULSE (BPM)	COMMENTS
	AM	PM			
	AM	PM			
	AM	PM			
	AM	PM			
	AM	PM			
	AM	PM			
	AM	PM			
	AM	PM			
	AM	PM			
	AM	PM			
	AM	PM			
	AM	PM			
Average Systolic				Average bpm	
Average Diastolic					

DATE	TIME		SYSTOLIC BP	PULSE	COMMENTS
	AM	PM	DIASTOLIC BP	(BPM)	
	AM	PM			
	AM	PM			
	AM	PM			
	AM	PM			
	AM	PM			
	AM	PM			
	AM	PM			
	AM	PM			
	AM	PM			
	AM	PM			
Average Systolic				Average bpm	
Average Diastolic					

DATE	TIME		SYSTOLIC BP	PULSE	COMMENTS
	AM	PM	DIASTOLIC BP	(BPM)	
	AM	PM			
	AM	PM			
	AM	PM			
	AM	PM			
	AM	PM			
	AM	PM			
	AM	PM			
	AM	PM			
	AM	PM			
	AM	PM			
Average Systolic				Average bpm	
Average Diastolic					

DATE	TIME		SYSTOLIC BP	PULSE (BPM)	COMMENTS
	AM	PM	DIASTOLIC BP		
	AM	PM			
	AM	PM			
	AM	PM			
	AM	PM			
	AM	PM			
	AM	PM			
	AM	PM			
	AM	PM			
	AM	PM			
	AM	PM			
Average Systolic				Average bpm	
Average Diastolic					

DATE	TIME		SYSTOLIC BP	PULSE	COMMENTS
	AM	PM	DIASTOLIC BP	(BPM)	
	AM	PM			
	AM	PM			
	AM	PM			
	AM	PM			
	AM	PM			
	AM	PM			
	AM	PM			
	AM	PM			
	AM	PM			
	AM	PM			
Average Systolic				Average bpm	
Average Diastolic					

DATE	TIME		SYSTOLIC BP	PULSE	COMMENTS
	AM	PM	DIASTOLIC BP	(BPM)	
	AM	PM			
	AM	PM			
	AM	PM			
	AM	PM			
	AM	PM			
	AM	PM			
	AM	PM			
	AM	PM			
	AM	PM			
	AM	PM			
Average Systolic				Average bpm	
Average Diastolic					

DATE	TIME		SYSTOLIC BP	PULSE	COMMENTS
	AM	PM	DIASTOLIC BP	(BPM)	
	AM	PM			
	AM	PM			
	AM	PM			
	AM	PM			
	AM	PM			
	AM	PM			
	AM	PM			
	AM	PM			
	AM	PM			
	AM	PM			
Average Systolic				Average bpm	
Average Diastolic					

DATE	TIME		SYSTOLIC BP DIASTOLIC BP	PULSE (BPM)	COMMENTS
	AM	PM			
	AM	PM			
	AM	PM			
	AM	PM			
	AM	PM			
	AM	PM			
	AM	PM			
	AM	PM			
	AM	PM			
	AM	PM			
Average Systolic				Average bpm	
Average Diastolic					

DATE	TIME		SYSTOLIC BP DIASTOLIC BP	PULSE (BPM)	COMMENTS
	AM	PM			
	AM	PM			
	AM	PM			
	AM	PM			
	AM	PM			
	AM	PM			
	AM	PM			
	AM	PM			
	AM	PM			
	AM	PM			
	AM	PM			
Average Systolic				Average bpm	
Average Diastolic					

DATE	TIME		SYSTOLIC BP DIASTOLIC BP	PULSE (BPM)	COMMENTS
	AM	PM			
	AM	PM			
	AM	PM			
	AM	PM			
	AM	PM			
	AM	PM			
	AM	PM			
	AM	PM			
	AM	PM			
	AM	PM			
	AM	PM			
Average Systolic				Average bpm	
Average Diastolic					

DATE	TIME		SYSTOLIC BP DIASTOLIC BP	PULSE (BPM)	COMMENTS
	AM	PM			
	AM	PM			
	AM	PM			
	AM	PM			
	AM	PM			
	AM	PM			
	AM	PM			
	AM	PM			
	AM	PM			
	AM	PM			
Average Systolic				Average bpm	
Average Diastolic					

DATE	TIME		SYSTOLIC BP	PULSE	COMMENTS
	AM	PM	DIASTOLIC BP	(BPM)	
	AM	PM			
	AM	PM			
	AM	PM			
	AM	PM			
	AM	PM			
	AM	PM			
	AM	PM			
	AM	PM			
	AM	PM			
Average Systolic				Average bpm	
Average Diastolic					

DATE	TIME		SYSTOLIC BP DIASTOLIC BP	PULSE (BPM)	COMMENTS
	AM	PM			
	AM	PM			
	AM	PM			
	AM	PM			
	AM	PM			
	AM	PM			
	AM	PM			
	AM	PM			
	AM	PM			
	AM	PM			
	AM	PM			
Average Systolic				Average bpm	
Average Diastolic					

DATE	TIME		SYSTOLIC BP	PULSE	COMMENTS
	AM	PM	DIASTOLIC BP	(BPM)	
	AM	PM			
	AM	PM			
	AM	PM			
	AM	PM			
	AM	PM			
	AM	PM			
	AM	PM			
	AM	PM			
	AM	PM			
Average Systolic				Average bpm	
Average Diastolic					

DATE	TIME		SYSTOLIC BP	PULSE	COMMENTS
	AM	PM	DIASTOLIC BP	(BPM)	
	AM	PM			
	AM	PM			
	AM	PM			
	AM	PM			
	AM	PM			
	AM	PM			
	AM	PM			
	AM	PM			
	AM	PM			
	AM	PM			
Average Systolic				Average bpm	
Average Diastolic					

DATE	TIME		SYSTOLIC BP	PULSE	COMMENTS
	AM	PM	DIASTOLIC BP	(BPM)	
	AM	PM			
	AM	PM			
	AM	PM			
	AM	PM			
	AM	PM			
	AM	PM			
	AM	PM			
	AM	PM			
	AM	PM			
	AM	PM			
Average Systolic				Average bpm	
Average Diastolic					

DATE	TIME		SYSTOLIC BP	PULSE	COMMENTS
	AM	PM	DIASTOLIC BP	(BPM)	
	AM	PM			
	AM	PM			
	AM	PM			
	AM	PM			
	AM	PM			
	AM	PM			
	AM	PM			
	AM	PM			
	AM	PM			
	AM	PM			
Average Systolic				Average bpm	
Average Diastolic					

DATE	TIME		SYSTOLIC BP	PULSE	COMMENTS
	AM	PM	DIASTOLIC BP	(BPM)	
	AM	PM			
	AM	PM			
	AM	PM			
	AM	PM			
	AM	PM			
	AM	PM			
	AM	PM			
	AM	PM			
	AM	PM			
	AM	PM			
Average Systolic				Average bpm	
Average Diastolic					

DATE	TIME		SYSTOLIC BP DIASTOLIC BP	PULSE (BPM)	COMMENTS
	AM	PM			
	AM	PM			
	AM	PM			
	AM	PM			
	AM	PM			
	AM	PM			
	AM	PM			
	AM	PM			
	AM	PM			
	AM	PM			
	AM	PM			
	AM	PM			
	AM	PM			
	AM	PM			
	AM	PM			
	AM	PM			
	AM	PM			
	AM	PM			
Average Systolic				Average bpm	
Average Diastolic					

DATE	TIME		SYSTOLIC BP DIASTOLIC BP	PULSE (BPM)	COMMENTS
	AM	PM			
	AM	PM			
	AM	PM			
	AM	PM			
	AM	PM			
	AM	PM			
	AM	PM			
	AM	PM			
	AM	PM			
	AM	PM			
	AM	PM			
Average Systolic				Average bpm	
Average Diastolic					

DATE	TIME		SYSTOLIC BP	PULSE	COMMENTS
	AM	PM	DIASTOLIC BP	(BPM)	
	AM	PM			
	AM	PM			
	AM	PM			
	AM	PM			
	AM	PM			
	AM	PM			
	AM	PM			
	AM	PM			
	AM	PM			
	AM	PM			
Average Systolic				Average bpm	
Average Diastolic					

DATE	TIME		SYSTOLIC BP	PULSE	COMMENTS
	AM	PM	DIASTOLIC BP	(BPM)	
	AM	PM			
	AM	PM			
	AM	PM			
	AM	PM			
	AM	PM			
	AM	PM			
	AM	PM			
	AM	PM			
	AM	PM			
	AM	PM			
Average Systolic				Average bpm	
Average Diastolic					

DATE	TIME		SYSTOLIC BP / DIASTOLIC BP	PULSE (BPM)	COMMENTS
	AM	PM			
	AM	PM			
	AM	PM			
	AM	PM			
	AM	PM			
	AM	PM			
	AM	PM			
	AM	PM			
	AM	PM			
	AM	PM			
	AM	PM			
	AM	PM			
	AM	PM			
	AM	PM			
	AM	PM			
	AM	PM			
	AM	PM			
	AM	PM			
Average Systolic				Average bpm	
Average Diastolic					

DATE	TIME		SYSTOLIC BP	PULSE	COMMENTS
	AM	PM	DIASTOLIC BP	(BPM)	
	AM	PM			
	AM	PM			
	AM	PM			
	AM	PM			
	AM	PM			
	AM	PM			
	AM	PM			
	AM	PM			
	AM	PM			
	AM	PM			
Average Systolic				Average bpm	
Average Diastolic					

DATE	TIME		SYSTOLIC BP DIASTOLIC BP	PULSE (BPM)	COMMENTS
	AM	PM			
	AM	PM			
	AM	PM			
	AM	PM			
	AM	PM			
	AM	PM			
	AM	PM			
	AM	PM			
	AM	PM			
	AM	PM			
	AM	PM			
Average Systolic				Average bpm	
Average Diastolic					

DATE	TIME		SYSTOLIC BP DIASTOLIC BP	PULSE (BPM)	COMMENTS
	AM	PM			
	AM	PM			
	AM	PM			
	AM	PM			
	AM	PM			
	AM	PM			
	AM	PM			
	AM	PM			
	AM	PM			
	AM	PM			
	AM	PM			
Average Systolic				Average bpm	
Average Diastolic					

DATE	TIME		SYSTOLIC BP	PULSE	COMMENTS
	AM	PM	DIASTOLIC BP	(BPM)	
	AM	PM			
	AM	PM			
	AM	PM			
	AM	PM			
	AM	PM			
	AM	PM			
	AM	PM			
	AM	PM			
	AM	PM			
	AM	PM			
Average Systolic				Average bpm	
Average Diastolic					

DATE	TIME		SYSTOLIC BP	PULSE	COMMENTS
	AM	PM	DIASTOLIC BP	(BPM)	
	AM	PM			
	AM	PM			
	AM	PM			
	AM	PM			
	AM	PM			
	AM	PM			
	AM	PM			
	AM	PM			
	AM	PM			
	AM	PM			
Average Systolic				Average bpm	
Average Diastolic					

DATE	TIME		SYSTOLIC BP DIASTOLIC BP	PULSE (BPM)	COMMENTS
	AM	PM			
	AM	PM			
	AM	PM			
	AM	PM			
	AM	PM			
	AM	PM			
	AM	PM			
	AM	PM			
	AM	PM			
	AM	PM			
	AM	PM			
	AM	PM			
	AM	PM			
	AM	PM			
	AM	PM			
	AM	PM			
Average Systolic				Average bpm	
Average Diastolic					

DATE	TIME		SYSTOLIC BP	PULSE	COMMENTS
	AM	PM	DIASTOLIC BP	(BPM)	
	AM	PM			
	AM	PM			
	AM	PM			
	AM	PM			
	AM	PM			
	AM	PM			
	AM	PM			
	AM	PM			
	AM	PM			
	AM	PM			
Average Systolic				Average bpm	
Average Diastolic					

DATE	TIME		SYSTOLIC BP DIASTOLIC BP	PULSE (BPM)	COMMENTS
	AM	PM			
	AM	PM			
	AM	PM			
	AM	PM			
	AM	PM			
	AM	PM			
	AM	PM			
	AM	PM			
	AM	PM			
	AM	PM			
Average Systolic				Average bpm	
Average Diastolic					

DATE	TIME		SYSTOLIC BP	PULSE	COMMENTS
	AM	PM	DIASTOLIC BP	(BPM)	
	AM	PM			
	AM	PM			
	AM	PM			
	AM	PM			
	AM	PM			
	AM	PM			
	AM	PM			
	AM	PM			
	AM	PM			
	AM	PM			
Average Systolic				Average bpm	
Average Diastolic					

DATE	TIME		SYSTOLIC BP	PULSE	COMMENTS
	AM	PM	DIASTOLIC BP	(BPM)	
	AM	PM			
	AM	PM			
	AM	PM			
	AM	PM			
	AM	PM			
	AM	PM			
	AM	PM			
	AM	PM			
	AM	PM			
	AM	PM			
Average Systolic				Average bpm	
Average Diastolic					

DATE	TIME		SYSTOLIC BP	PULSE	COMMENTS
	AM	PM	DIASTOLIC BP	(BPM)	
	AM	PM			
	AM	PM			
	AM	PM			
	AM	PM			
	AM	PM			
	AM	PM			
	AM	PM			
	AM	PM			
	AM	PM			
	AM	PM			
Average Systolic				Average bpm	
Average Diastolic					

DATE	TIME		SYSTOLIC BP	PULSE	COMMENTS
	AM	PM	DIASTOLIC BP	(BPM)	
	AM	PM			
	AM	PM			
	AM	PM			
	AM	PM			
	AM	PM			
	AM	PM			
	AM	PM			
	AM	PM			
	AM	PM			
	AM	PM			
Average Systolic				Average bpm	
Average Diastolic					

DATE	TIME		SYSTOLIC BP	PULSE	COMMENTS
	AM	PM	DIASTOLIC BP	(BPM)	
	AM	PM			
	AM	PM			
	AM	PM			
	AM	PM			
	AM	PM			
	AM	PM			
	AM	PM			
	AM	PM			
	AM	PM			
	AM	PM			
Average Systolic				Average bpm	
Average Diastolic					

DATE	TIME		SYSTOLIC BP	PULSE	COMMENTS
	AM	PM	DIASTOLIC BP	(BPM)	
	AM	PM			
	AM	PM			
	AM	PM			
	AM	PM			
	AM	PM			
	AM	PM			
	AM	PM			
	AM	PM			
	AM	PM			
	AM	PM			
Average Systolic				Average bpm	
Average Diastolic					

DATE	TIME		SYSTOLIC BP DIASTOLIC BP	PULSE (BPM)	COMMENTS
	AM	PM			
	AM	PM			
	AM	PM			
	AM	PM			
	AM	PM			
	AM	PM			
	AM	PM			
	AM	PM			
	AM	PM			
	AM	PM			
Average Systolic				Average bpm	
Average Diastolic					

DATE	TIME		SYSTOLIC BP	PULSE	COMMENTS
	AM	PM	DIASTOLIC BP	(BPM)	
	AM	PM			
	AM	PM			
	AM	PM			
	AM	PM			
	AM	PM			
	AM	PM			
	AM	PM			
	AM	PM			
	AM	PM			
	AM	PM			
Average Systolic				Average bpm	
Average Diastolic					

DATE	TIME		SYSTOLIC BP DIASTOLIC BP	PULSE (BPM)	COMMENTS
	AM	PM			
	AM	PM			
	AM	PM			
	AM	PM			
	AM	PM			
	AM	PM			
	AM	PM			
	AM	PM			
	AM	PM			
	AM	PM			
	AM	PM			
Average Systolic				Average bpm	
Average Diastolic					

DATE	TIME		SYSTOLIC BP	PULSE	COMMENTS
	AM	PM	DIASTOLIC BP	(BPM)	
	AM	PM			
	AM	PM			
	AM	PM			
	AM	PM			
	AM	PM			
	AM	PM			
	AM	PM			
	AM	PM			
	AM	PM			
	AM	PM			
Average Systolic				Average bpm	
Average Diastolic					

DATE	TIME		SYSTOLIC BP DIASTOLIC BP	PULSE (BPM)	COMMENTS
	AM	PM			
	AM	PM			
	AM	PM			
	AM	PM			
	AM	PM			
	AM	PM			
	AM	PM			
	AM	PM			
	AM	PM			
	AM	PM			
	AM	PM			
Average Systolic				Average bpm	
Average Diastolic					

DATE	TIME		SYSTOLIC BP / DIASTOLIC BP	PULSE (BPM)	COMMENTS
	AM	PM			
	AM	PM			
	AM	PM			
	AM	PM			
	AM	PM			
	AM	PM			
	AM	PM			
	AM	PM			
	AM	PM			
	AM	PM			
	AM	PM			
Average Systolic				Average bpm	
Average Diastolic					

DATE	TIME		SYSTOLIC BP	PULSE	COMMENTS
	AM	PM	DIASTOLIC BP	(BPM)	
	AM	PM			
	AM	PM			
	AM	PM			
	AM	PM			
	AM	PM			
	AM	PM			
	AM	PM			
	AM	PM			
	AM	PM			
	AM	PM			
Average Systolic				Average bpm	
Average Diastolic					

DATE	TIME		SYSTOLIC BP	PULSE	COMMENTS
	AM	PM	DIASTOLIC BP	(BPM)	
	AM	PM			
	AM	PM			
	AM	PM			
	AM	PM			
	AM	PM			
	AM	PM			
	AM	PM			
	AM	PM			
	AM	PM			
	AM	PM			
Average Systolic				Average bpm	
Average Diastolic					

DATE	TIME		SYSTOLIC BP	PULSE	COMMENTS
	AM	PM	DIASTOLIC BP	(BPM)	
	AM	PM			
	AM	PM			
	AM	PM			
	AM	PM			
	AM	PM			
	AM	PM			
	AM	PM			
	AM	PM			
	AM	PM			
	AM	PM			
Average Systolic				Average bpm	
Average Diastolic					

DATE	TIME		SYSTOLIC BP	PULSE	COMMENTS
	AM	PM	DIASTOLIC BP	(BPM)	
	AM	PM			
	AM	PM			
	AM	PM			
	AM	PM			
	AM	PM			
	AM	PM			
	AM	PM			
	AM	PM			
	AM	PM			
	AM	PM			
Average Systolic				Average bpm	
Average Diastolic					

DATE	TIME		SYSTOLIC BP	PULSE	COMMENTS
	AM	PM	DIASTOLIC BP	(BPM)	
	AM	PM			
	AM	PM			
	AM	PM			
	AM	PM			
	AM	PM			
	AM	PM			
	AM	PM			
	AM	PM			
	AM	PM			
	AM	PM			
Average Systolic				Average bpm	
Average Diastolic					

DATE	TIME		SYSTOLIC BP	PULSE	COMMENTS
	AM	PM	DIASTOLIC BP	(BPM)	
	AM	PM			
	AM	PM			
	AM	PM			
	AM	PM			
	AM	PM			
	AM	PM			
	AM	PM			
	AM	PM			
	AM	PM			
	AM	PM			
Average Systolic				Average bpm	
Average Diastolic					

DATE	TIME		SYSTOLIC BP	PULSE	COMMENTS
	AM	PM	DIASTOLIC BP	(BPM)	
	AM	PM			
	AM	PM			
	AM	PM			
	AM	PM			
	AM	PM			
	AM	PM			
	AM	PM			
	AM	PM			
	AM	PM			
	AM	PM			
Average Systolic				Average bpm	
Average Diastolic					

DATE	TIME		SYSTOLIC BP	PULSE	COMMENTS
	AM	PM	DIASTOLIC BP	(BPM)	
	AM	PM			
	AM	PM			
	AM	PM			
	AM	PM			
	AM	PM			
	AM	PM			
	AM	PM			
	AM	PM			
	AM	PM			
	AM	PM			
Average Systolic				Average bpm	
Average Diastolic					

DATE	TIME		SYSTOLIC BP	PULSE	COMMENTS
	AM	PM	DIASTOLIC BP	(BPM)	
	AM	PM			
	AM	PM			
	AM	PM			
	AM	PM			
	AM	PM			
	AM	PM			
	AM	PM			
	AM	PM			
	AM	PM			
	AM	PM			
Average Systolic				Average bpm	
Average Diastolic					

DATE	TIME		SYSTOLIC BP	PULSE	COMMENTS
	AM	PM	DIASTOLIC BP	(BPM)	
	AM	PM			
	AM	PM			
	AM	PM			
	AM	PM			
	AM	PM			
	AM	PM			
	AM	PM			
	AM	PM			
	AM	PM			
	AM	PM			
Average Systolic				Average bpm	
Average Diastolic					

DATE	TIME		SYSTOLIC BP DIASTOLIC BP	PULSE (BPM)	COMMENTS
	AM	PM			
	AM	PM			
	AM	PM			
	AM	PM			
	AM	PM			
	AM	PM			
	AM	PM			
	AM	PM			
	AM	PM			
	AM	PM			
Average Systolic				Average bpm	
Average Diastolic					

DATE	TIME		SYSTOLIC BP	PULSE	COMMENTS
	AM	PM	DIASTOLIC BP	(BPM)	
	AM	PM			
	AM	PM			
	AM	PM			
	AM	PM			
	AM	PM			
	AM	PM			
	AM	PM			
	AM	PM			
	AM	PM			
	AM	PM			
Average Systolic				Average bpm	
Average Diastolic					

DATE	TIME		SYSTOLIC BP	PULSE	COMMENTS
	AM	PM	DIASTOLIC BP	(BPM)	
	AM	PM			
	AM	PM			
	AM	PM			
	AM	PM			
	AM	PM			
	AM	PM			
	AM	PM			
	AM	PM			
	AM	PM			
	AM	PM			
Average Systolic				Average bpm	
Average Diastolic					

DATE	TIME		SYSTOLIC BP / DIASTOLIC BP	PULSE (BPM)	COMMENTS
	AM	PM			
	AM	PM			
	AM	PM			
	AM	PM			
	AM	PM			
	AM	PM			
	AM	PM			
	AM	PM			
	AM	PM			
	AM	PM			
Average Systolic				Average bpm	
Average Diastolic					

DATE	TIME		SYSTOLIC BP DIASTOLIC BP	PULSE (BPM)	COMMENTS
	AM	PM			
	AM	PM			
	AM	PM			
	AM	PM			
	AM	PM			
	AM	PM			
	AM	PM			
	AM	PM			
	AM	PM			
	AM	PM			
	AM	PM			
Average Systolic				Average bpm	
Average Diastolic					

DATE	TIME		SYSTOLIC BP	PULSE	COMMENTS
	AM	PM	DIASTOLIC BP	(BPM)	
	AM	PM			
	AM	PM			
	AM	PM			
	AM	PM			
	AM	PM			
	AM	PM			
	AM	PM			
	AM	PM			
	AM	PM			
	AM	PM			
Average Systolic				Average bpm	
Average Diastolic					

DATE	TIME		SYSTOLIC BP	PULSE	COMMENTS
	AM	PM	DIASTOLIC BP	(BPM)	
	AM	PM			
	AM	PM			
	AM	PM			
	AM	PM			
	AM	PM			
	AM	PM			
	AM	PM			
	AM	PM			
	AM	PM			
	AM	PM			
Average Systolic				Average bpm	
Average Diastolic					

DATE	TIME		SYSTOLIC BP DIASTOLIC BP	PULSE (BPM)	COMMENTS
	AM	PM			
	AM	PM			
	AM	PM			
	AM	PM			
	AM	PM			
	AM	PM			
	AM	PM			
	AM	PM			
	AM	PM			
	AM	PM			
Average Systolic				Average bpm	
Average Diastolic					

DATE	TIME		SYSTOLIC BP	PULSE	COMMENTS
	AM	PM	DIASTOLIC BP	(BPM)	
	AM	PM			
	AM	PM			
	AM	PM			
	AM	PM			
	AM	PM			
	AM	PM			
	AM	PM			
	AM	PM			
	AM	PM			
	AM	PM			
Average Systolic				Average bpm	
Average Diastolic					

DATE	TIME		SYSTOLIC BP	PULSE	COMMENTS
	AM	PM	DIASTOLIC BP	(BPM)	
	AM	PM			
	AM	PM			
	AM	PM			
	AM	PM			
	AM	PM			
	AM	PM			
	AM	PM			
	AM	PM			
	AM	PM			
	AM	PM			
Average Systolic				Average bpm	
Average Diastolic					

DATE	TIME		SYSTOLIC BP	PULSE	COMMENTS
	AM	PM	DIASTOLIC BP	(BPM)	
	AM	PM			
	AM	PM			
	AM	PM			
	AM	PM			
	AM	PM			
	AM	PM			
	AM	PM			
	AM	PM			
	AM	PM			
	AM	PM			
Average Systolic				Average bpm	
Average Diastolic					

DATE	TIME		SYSTOLIC BP	PULSE	COMMENTS
	AM	PM	DIASTOLIC BP	(BPM)	
	AM	PM			
	AM	PM			
	AM	PM			
	AM	PM			
	AM	PM			
	AM	PM			
	AM	PM			
	AM	PM			
	AM	PM			
	AM	PM			
Average Systolic				Average bpm	
Average Diastolic					

DATE	TIME		SYSTOLIC BP	PULSE	COMMENTS
	AM	PM	DIASTOLIC BP	(BPM)	
	AM	PM			
	AM	PM			
	AM	PM			
	AM	PM			
	AM	PM			
	AM	PM			
	AM	PM			
	AM	PM			
	AM	PM			
	AM	PM			
Average Systolic				Average bpm	
Average Diastolic					

DATE	TIME		SYSTOLIC BP	PULSE	COMMENTS
	AM	PM	DIASTOLIC BP	(BPM)	
	AM	PM			
	AM	PM			
	AM	PM			
	AM	PM			
	AM	PM			
	AM	PM			
	AM	PM			
	AM	PM			
	AM	PM			
	AM	PM			
Average Systolic				Average bpm	
Average Diastolic					

DATE	TIME		SYSTOLIC BP	PULSE	COMMENTS
	AM	PM	DIASTOLIC BP	(BPM)	
	AM	PM			
	AM	PM			
	AM	PM			
	AM	PM			
	AM	PM			
	AM	PM			
	AM	PM			
	AM	PM			
	AM	PM			
	AM	PM			
Average Systolic				Average bpm	
Average Diastolic					

DATE	TIME		SYSTOLIC BP	PULSE	COMMENTS
	AM	PM	DIASTOLIC BP	(BPM)	
	AM	PM			
	AM	PM			
	AM	PM			
	AM	PM			
	AM	PM			
	AM	PM			
	AM	PM			
	AM	PM			
	AM	PM			
	AM	PM			
Average Systolic				Average bpm	
Average Diastolic					

DATE	TIME		SYSTOLIC BP	PULSE	COMMENTS
	AM	PM	DIASTOLIC BP	(BPM)	
	AM	PM			
	AM	PM			
	AM	PM			
	AM	PM			
	AM	PM			
	AM	PM			
	AM	PM			
	AM	PM			
	AM	PM			
	AM	PM			
Average Systolic				Average bpm	
Average Diastolic					

DATE	TIME		SYSTOLIC BP	PULSE	COMMENTS
	AM	PM	DIASTOLIC BP	(BPM)	
	AM	PM			
	AM	PM			
	AM	PM			
	AM	PM			
	AM	PM			
	AM	PM			
	AM	PM			
	AM	PM			
	AM	PM			
	AM	PM			
Average Systolic				Average bpm	
Average Diastolic					

DATE	TIME		SYSTOLIC BP DIASTOLIC BP	PULSE (BPM)	COMMENTS
	AM	PM			
	AM	PM			
	AM	PM			
	AM	PM			
	AM	PM			
	AM	PM			
	AM	PM			
	AM	PM			
	AM	PM			
	AM	PM			
	AM	PM			
	AM	PM			
	AM	PM			
	AM	PM			
	AM	PM			
	AM	PM			
	AM	PM			
	AM	PM			
Average Systolic				Average bpm	
Average Diastolic					

DATE	TIME		SYSTOLIC BP DIASTOLIC BP	PULSE (BPM)	COMMENTS
	AM	PM			
	AM	PM			
	AM	PM			
	AM	PM			
	AM	PM			
	AM	PM			
	AM	PM			
	AM	PM			
	AM	PM			
	AM	PM			
	AM	PM			
Average Systolic				Average bpm	
Average Diastolic					

DATE	TIME		SYSTOLIC BP DIASTOLIC BP	PULSE (BPM)	COMMENTS
	AM	PM			
	AM	PM			
	AM	PM			
	AM	PM			
	AM	PM			
	AM	PM			
	AM	PM			
	AM	PM			
	AM	PM			
	AM	PM			
	AM	PM			
Average Systolic				Average bpm	
Average Diastolic					

DATE	TIME		SYSTOLIC BP	PULSE	COMMENTS
	AM	PM	DIASTOLIC BP	(BPM)	
	AM	PM			
	AM	PM			
	AM	PM			
	AM	PM			
	AM	PM			
	AM	PM			
	AM	PM			
	AM	PM			
	AM	PM			
	AM	PM			
Average Systolic				Average bpm	
Average Diastolic					

DATE	TIME		SYSTOLIC BP	PULSE	COMMENTS
	AM	PM	DIASTOLIC BP	(BPM)	
	AM	PM			
	AM	PM			
	AM	PM			
	AM	PM			
	AM	PM			
	AM	PM			
	AM	PM			
	AM	PM			
	AM	PM			
	AM	PM			
Average Systolic				Average bpm	
Average Diastolic					

DATE	TIME		SYSTOLIC BP DIASTOLIC BP	PULSE (BPM)	COMMENTS
	AM	PM			
	AM	PM			
	AM	PM			
	AM	PM			
	AM	PM			
	AM	PM			
	AM	PM			
	AM	PM			
	AM	PM			
	AM	PM			
Average Systolic				Average bpm	
Average Diastolic					

DATE	TIME		SYSTOLIC BP	PULSE	COMMENTS
	AM	PM	DIASTOLIC BP	(BPM)	
	AM	PM			
	AM	PM			
	AM	PM			
	AM	PM			
	AM	PM			
	AM	PM			
	AM	PM			
	AM	PM			
	AM	PM			
	AM	PM			
Average Systolic				Average bpm	
Average Diastolic					

DATE	TIME		SYSTOLIC BP DIASTOLIC BP	PULSE (BPM)	COMMENTS
	AM	PM			
	AM	PM			
	AM	PM			
	AM	PM			
	AM	PM			
	AM	PM			
	AM	PM			
	AM	PM			
	AM	PM			
	AM	PM			
	AM	PM			
	AM	PM			
Average Systolic				Average bpm	
Average Diastolic					

DATE	TIME		SYSTOLIC BP	PULSE	COMMENTS
	AM	PM	DIASTOLIC BP	(BPM)	
	AM	PM			
	AM	PM			
	AM	PM			
	AM	PM			
	AM	PM			
	AM	PM			
	AM	PM			
	AM	PM			
	AM	PM			
	AM	PM			
Average Systolic				Average bpm	
Average Diastolic					

DATE	TIME		SYSTOLIC BP	PULSE	COMMENTS
	AM	PM	DIASTOLIC BP	(BPM)	
	AM	PM			
	AM	PM			
	AM	PM			
	AM	PM			
	AM	PM			
	AM	PM			
	AM	PM			
	AM	PM			
	AM	PM			
	AM	PM			
Average Systolic				Average bpm	
Average Diastolic					

DATE	TIME		SYSTOLIC BP DIASTOLIC BP	PULSE (BPM)	COMMENTS
	AM	PM			
	AM	PM			
	AM	PM			
	AM	PM			
	AM	PM			
	AM	PM			
	AM	PM			
	AM	PM			
	AM	PM			
	AM	PM			
	AM	PM			
	AM	PM			
	AM	PM			
	AM	PM			
	AM	PM			
	AM	PM			
	AM	PM			
	AM	PM			
Average Systolic				Average bpm	
Average Diastolic					

DATE	TIME		SYSTOLIC BP	PULSE	COMMENTS
	AM	PM	DIASTOLIC BP	(BPM)	
	AM	PM			
	AM	PM			
	AM	PM			
	AM	PM			
	AM	PM			
	AM	PM			
	AM	PM			
	AM	PM			
	AM	PM			
	AM	PM			
Average Systolic				Average bpm	
Average Diastolic					

DATE	TIME		SYSTOLIC BP	PULSE	COMMENTS
	AM	PM	DIASTOLIC BP	(BPM)	
	AM	PM			
	AM	PM			
	AM	PM			
	AM	PM			
	AM	PM			
	AM	PM			
	AM	PM			
	AM	PM			
	AM	PM			
	AM	PM			
Average Systolic				Average bpm	
Average Diastolic					

DATE	TIME		SYSTOLIC BP DIASTOLIC BP	PULSE (BPM)	COMMENTS
	AM	PM			
	AM	PM			
	AM	PM			
	AM	PM			
	AM	PM			
	AM	PM			
	AM	PM			
	AM	PM			
	AM	PM			
	AM	PM			
Average Systolic				Average bpm	
Average Diastolic					

DATE	TIME		SYSTOLIC BP	PULSE	COMMENTS
	AM	PM	DIASTOLIC BP	(BPM)	
	AM	PM			
	AM	PM			
	AM	PM			
	AM	PM			
	AM	PM			
	AM	PM			
	AM	PM			
	AM	PM			
	AM	PM			
	AM	PM			
Average Systolic				Average bpm	
Average Diastolic					

DATE	TIME		SYSTOLIC BP	PULSE	COMMENTS
	AM	PM	DIASTOLIC BP	(BPM)	
	AM	PM			
	AM	PM			
	AM	PM			
	AM	PM			
	AM	PM			
	AM	PM			
	AM	PM			
	AM	PM			
	AM	PM			
	AM	PM			
Average Systolic				Average bpm	
Average Diastolic					

DATE	TIME		SYSTOLIC BP	PULSE	COMMENTS
	AM	PM	DIASTOLIC BP	(BPM)	
	AM	PM			
	AM	PM			
	AM	PM			
	AM	PM			
	AM	PM			
	AM	PM			
	AM	PM			
	AM	PM			
	AM	PM			
	AM	PM			
Average Systolic				Average bpm	
Average Diastolic					

Made in the USA
Monee, IL
26 February 2021

61454993R00056